Cheru Kore

Doença renal crónica

Cheru Kore

Doença renal crónica

ScienciaScripts

Imprint

Cover image: www.ingimage.com

This book is a translation from the original published under ISBN 978-620-2-31187-8.

Publisher:
Sciencia Scripts
is a trademark of
Dodo Books Indian Ocean Ltd. and OmniScriptum S.R.L publishing group

120 High Road, East Finchley, London, N2 9ED, United Kingdom
Str. Armeneasca 28/1, office 1, Chisinau MD-2012, Republic of Moldova, Europe
Managing Directors: Ieva Konstantinova, Victoria Ursu
info@omniscriptum.com

Printed at: see last page
ISBN: 978-620-8-40275-4

Agradecimentos

Gostaria de agradecer a Deus por ter feito todas as coisas na minha vida. Gostaria de exprimir a minha profunda gratidão aos meus conselheiros, Sr. Yohannes H/Michael, Dr. Brhanu Worku e Dr. Addisu Melke, pela sua orientação sem reservas e pelos seus comentários construtivos ao longo de todo o progresso do meu trabalho de investigação.

Também gostaria de agradecer ao Sr. T/Haymanot Mezgebe (Bsc, MPH), coordenador do MPH da Faculdade de Medicina de África, a todo o pessoal da SPHMMC (Faculdade de Medicina do Milénio de S. Paulo), especialmente à secretária do IRB, Miss. Selamawit e Mebrhatu, o pessoal do BLSH e o pessoal do ZMH que me apoiaram facilitando. Gostaria de agradecer ao Sr. Hailu Taddese, à Srta. Fasika Kore e Miss. Eyerusalem Abiot pelo seu apoio sem reservas. Gostaria de agradecer a todos os participantes no meu estudo e desejo que Deus os abençoe. Um agradecimento especial à Srta. Meaza Abrham pelo seu apoio efetivo desde o início até à finalização do meu trabalho; Deus a abençoe. Por último, mas não menos importante, gostaria de agradecer a todos os membros da minha família e aos meus amigos.

Índice

Acrónimos /Abreviaturas

AKI ———————————— Acute Kidney Injury
BMI ————————————Body Mass Index
BLSH————————————Black Lion Specialized Hospital
BSA———————————— Body Surface Area
BUN————————————Blood Urea Nitrogen
CKD————————————Chronic Kidney Disease
CKDu———————————— Chronic Kidney Disease unknown etiology
EGFR————————————Estimated Glomerular Filtration Rate
ESR———————————— Estimated Sedimentation Rate
ESRD————————————End Stage Renal Disease
FN ———————————— First Nation
GFR ————————————Glomerular Filtration Rate
IRB ————————————Institutional Research Board
K/DOQI————————————Kidney Disease Outcomes Quality Initiative
MDRD————————————Modification of Diet in Renal Disease
OGTT————————————Oral Glucose Tolerance Test
SPHMMC————————————St. Paul's Hospital Millennium Medical College
SSA ———————————— Sub Saharan Africa
WBC————————————White Blood Cell
WHO ————————————World Health Organization
ZMH———————————— Zewditu Memorial Hospital

Resumo

Antecedentes: - A doença renal crónica (DRC) é uma preocupação de saúde pública nos últimos anos, devido ao aumento da sua prevalência na população mundial e ao seu impacto na morbilidade e mortalidade dos doentes afectados. Além disso, resulta da epidemia crescente de factores de risco cardiovasculares, provoca hospitalizações frequentes e custos socioeconómicos elevados. No entanto, apesar das consequências sanitárias e económicas desta doença, a prevalência e os factores associados à doença renal crónica nunca foram bem estudados.

Objetivo: O objetivo deste estudo é avaliar a prevalência e os factores associados à doença renal crónica entre os doentes com problemas renais que frequentam hospitais públicos em Adis Abeba.

Método: Este estudo foi um estudo transversal quantitativo de base hospitalar efectuado entre os doentes hospitalizados numa clínica de nefrologia e num centro de dia do hospital público de Adis Abeba, na Etiópia. A amostra foi selecionada de forma aleatória simples com base na fórmula padrão de tamanho da amostra. Os registos médicos dos doentes admitidos e que foram acompanhados na clínica de nefrologia. A amostra recolheu uma série de informações clínicas e demográficas e estas variáveis foram comparadas entre os doentes com e sem DRC. Os dados recolhidos foram analisados com recurso ao software SPSS: versão 20, tendo sido calculadas as variáveis através de análises de regressão, como a análise bivariada e multivariada.

Resultados: De acordo com a equação EPI da DRC utilizada na aplicação móvel para calcular a TFGe, 66 (15,6%) dos participantes têm uma DRC normal/estágio 1, 49 (11,6%) dos participantes têm um estágio 2, 82 (19,4%) dos participantes têm um estágio 3, 62 (14,7%) um estágio 4 e 163 (38,6%) um estágio 5, respetivamente. Isto mostra que a prevalência da DRC é maior no estádio 5 e menor nos estádios 3 e 4. Os doentes que se encontravam no grupo etário de >68 anos tinham três vezes mais probabilidades (AOR 3,16 (CI 1,36, 7,35); P= 0,07) de desenvolver DRC em comparação com os que tinham menos de 18 anos

Conclusão e recomendação: Este estudo identificou uma prevalência de DRC (38,6) segundo as equações EPI da DRC entre os doentes renais que frequentam os hospitais públicos de Adis Abeba.

Os doentes em Adis Abeba e fora de Adis esperam muitas consultas devido à falta de serviços de diálise nos hospitais públicos, pelo que as pessoas perderam a vida expostas a custos elevados nos centros de diálise privados.

Palavras-chave- Factores associados à DRC nos hospitais públicos de doentes com problemas renais

Capítulo 1

1. INTRODUÇÃO

1.2. Antecedentes

A doença renal é um assassino silencioso (1). A insuficiência renal é também designada por doença renal terminal (DRT) ou doença renal crónica de fase 5. Quando as pessoas sofrem de ESRD, precisam de diálise ou de um transplante renal para sobreviver (2).A doença renal crónica (DRC) é um problema de saúde pública mundial (4).

A ocorrência endémica de doença renal crónica de etiologia desconhecida (DRCu) - (por vezes designada por insuficiência renal crónica [IRC]) foi observada pela primeira vez na década de 1990 e, nos últimos 15 anos, a prevalência da doença em determinadas localizações geográficas aumentou dramaticamente (3).

A caraterística única da doença é que não está associada a factores de risco bem conhecidos, como a diabetes, a hipertensão ou a glomerulonefrite crónica(3). O início da doença parece ser assintomático e, quando os doentes procuram tratamento, os rins já atingiram uma fase de danos irreversíveis (doença renal em fase terminal [ESRD](3). A doença renal em fase terminal, também designada por insuficiência renal estabelecida, é uma doença renal crónica que progrediu de tal forma que os rins do doente já não funcionam suficientemente e a diálise ou o transplante tornam-se necessários para manter a vida.

Um estudo de coorte hospitalar retrospetivo e descritivo realizado durante o período de 2001-2002 indicou que o número de pessoas com problemas de saúde que procuravam tratamento nas clínicas de nefrologia em Anuradhapura e Kandy estava a aumentar, sendo a maioria doentes com DRC(3). Investigações mais recentes de estudos baseados na comunidade registam taxas significativamente mais elevadas (12,9%)(5). A doença parece afetar principalmente os túbulos proximais e o interstício, dando origem a aspectos histopatológicos e clínicos caraterísticos e reconhecíveis (6). Clinicamente, a doença é caracterizada por proteinúria tubular, geralmente β2-microglobulinúria, e ausência de hipertensão e edema (6). O aspeto histológico da doença revela uma patologia intersticial dos túbulos que pode ser frequentemente observada em nefropatias tóxicas (6). Até à data, não existem provas inequívocas que reconheçam os possíveis factores ambientais causais que possam levar a que a nefrotoxina seja responsável pela doença (7).

Comunicações pessoais recentes de cientistas apontam a desidratação episódica como uma causa que pode ser um fator contribuinte para a DRC (os agricultores sofrem eventos de desidratação episódica devido às suas actividades no campo), e a forte associação com hábitos de vida que incluem o tabagismo e o consumo de bebidas alcoólicas ilícitas e a microalbuminúria que está documentada (8).

A este respeito, os factores causais predominantes que têm sido sugeridos na literatura e que podem contribuir para o desenvolvimento da doença incluem metais pesados (cádmio [Cd], arsénio [As] e vários nucleótidos, incluindo urânio [U]), níveis elevados de fluoreto (F) nas águas subterrâneas, a composição específica das águas subterrâneas, alumínio (Al) e aflotoxinas(9).

É de notar que esta questão da doença renal crónica (DRC) não se limita ao Sri Lanka e que há relatos na literatura que descrevem etiologias clínicas semelhantes na Índia (Rao e Pereira 2007), Nicarágua (9), Costa Rica (10) e outros estados da América Central(9). Os relatórios da América Central citam um risco aumentado da doença entre os trabalhadores agrícolas, em geral, e os trabalhadores da cana-de-açúcar, em particular(10). Também observaram que a doença renal diminui em altitudes mais elevadas (10). As cargas de trabalho pesadas em condições climáticas quentes conduzem frequentemente à desidratação crónica, que surgiu como uma hipótese possível na América Central (11).

1.2. Declaração do problema

A doença renal em fase terminal, também designada por insuficiência renal estabelecida, é uma doença renal crónica que progrediu de tal forma que os rins do doente já não funcionam suficientemente e a diálise ou o transplante tornam-se necessários para manter a vida. A doença renal crónica (DRC) é um problema de saúde pública mundial com uma prevalência estimada de 8 a 16% a nível mundial (14). A medida em que afecta os indivíduos nas maiores partes de África é desconhecida, principalmente devido à falta de registos nacionais e à falta de estudos baseados na comunidade (14). Alguns estudos da África Oriental e do Egito indicam que a DRC é três ou quatro vezes mais frequente no mundo em desenvolvimento (19). Mas há alguns estudos que mostram que a prevalência estimada da DRC na população africana é de 10,4 % (12). Na maioria dos países do mundo, a hipertensão e a diabetes estão a tornar-se as principais causas de DRC (12). Mas a glomerulonefrite continua a ser a principal causa na China, na Índia e na África Subsariana (12). A doença renal associada à infeção pelo VIH foi responsável por uma parte importante da carga da doença renal em fase terminal (ESRD) em África (12). A diabetes é responsável por 30 a 50% de todos os casos de DRC e de ESRD a nível mundial (20). Atualmente, existem no mundo 415 milhões de doentes diabéticos (15), dos quais cerca de 30 % sofrem de nefropatia diabética, embora este número seja ainda mais elevado em alguns grupos étnicos (21). Em África, 14,2 milhões de pessoas são afectadas pela diabetes (15). Prevê-se que a prevalência da nefropatia diabética nestas populações seja de 6 a 16% em toda a África subsariana (17), sendo de 6,1% particularmente na Etiópia (18). Apesar de a DRC estar a tornar-se prevalente na Etiópia, os dados sobre a sua prevalência e os factores determinantes são muito limitados, tal como acontece com outras doenças crónicas não transmissíveis (18). No entanto, existem poucos estudos e observações baseados em unidades de saúde que indiquem as causas da DRC e alguns estudos, tanto no hospital como na comunidade, que se debruçam sobre os principais factores de risco da DRC, especificamente a hipertensão e a diabetes (18). Alguns estudos hospitalares não publicados do Black Lion Specialized Hospital mostram que a glomerulonefrite crónica, a diabetes e a hipertensão são as principais causas da DRC (22). Por conseguinte, o objetivo deste estudo será avaliar o fator de risco da insuficiência renal (DRC) entre os doentes que frequentam o departamento de nefrologia de um hospital público selecionado em Adis Abeba, Etiópia.

1.3. Importância do estudo

A doença renal crónica é um problema de saúde pública. Trata-se de uma perda contínua da função renal durante um período de meses ou anos. Os sintomas da doença não são específicos; os doentes podem ter um mal-estar geral e uma diminuição do apetite

No entanto, uma vez que, de acordo com a minha revisão da literatura, não existem dados relativos ao tópico atual na área de estudo, a presente descoberta acrescentará um pouco de conhecimento sobre a prevalência da Doença Renal Crónica e os seus factores associados entre os doentes de hospitais públicos com problemas renais

- A administração da cidade de Adis Abeba e os serviços regionais de saúde, fornecendo dados de base sobre as lacunas entre a divulgação de informações sobre saúde, o nível atual de doença renal dos pacientes e o risco de doença renal crónica.
- O estudo pode fornecer informações de base sobre a doença renal crónica e pode ser utilizado como referência para as investigações futuras.
- Fornece dados de base que podem ajudá-los a conceber estratégias para o controlo da insuficiência renal na área de estudo.

Capítulo 2

2. REVISÃO DA LITERATURA

2.1. Doença renal crónica

A doença renal crónica (DRC) consiste na diminuição progressiva da função renal ao longo de um período de meses ou anos. A maioria dos doentes é assintomática durante as fases iniciais da doença, mas, à medida que a fase da doença aumenta, podem surgir alguns sintomas não específicos, como mal-estar e perda de apetite (12).

A doença renal crónica tem cinco fases. É classificada principalmente com base no nível da taxa de filtração glomerular. No caso dos estádios 1 e 2, os doentes podem ser assintomáticos, enquanto a TFG pode ser normal ou elevada e diminuir 70% nos respectivos estádios (23). Nos restantes estádios, a TFG desce para menos de 60%, 30% e 15% de ml/min/1,73m quadrados, respetivamente (23).

2.2. Factores associados à doença renal crónica

2.2.1. Factores associados à doença renal crónica a nível mundial

Um estudo realizado sobre os determinantes e o peso da doença renal crónica entre 2003 e 2006, envolvendo 2 810 homens e 3 111 mulheres com idades compreendidas entre os 35 e os 75 anos, em Lausanne, mostrou que a prevalência de todas as fases da DRC era de 10,0 % com o CKD-EPI e de 13,8 % com a Modificação da Dieta na Doença Renal (MDRD)(25).

Outro estudo realizado no Irão sobre a elevada prevalência da doença renal crónica em janeiro de 2009, entre 10 063 participantes com mais de 20 anos, revela que a prevalência global da DRC foi de 18,9 % com a equação MDRD (26).

Na mesma linha, um estudo de coorte de base populacional realizado no sul da Alemanha em 2012 sobre a prevalência e os factores determinantes da doença renal crónica em idosos residentes na comunidade, utilizando várias equações de estimativa numa amostra de 1 506 indivíduos elegíveis com 65 ou mais anos de idade, concluiu que, em geral, a prevalência da DRC era de 34,3 % segundo a MDRD e de 33,0 % segundo a CKD-EPI(27).

Da mesma forma, um estudo realizado sobre a prevalência e os factores de risco da doença renal crónica numa região rural do Haiti em 2014, entre 608 participantes de pacientes que visitam o departamento ambulatório do Hospital Albert Schweitzer (HAS) em Deschapelles, indicou que 27 % dos participantes tinham DRC(28).

Foi realizado um estudo observacional retrospetivo sobre a prevalência e a variação da Doença Renal

Crónica no sistema de saúde irlandês em 2014, entre 207.336 pacientes adultos, com 18 anos ou mais. O resultado da pesquisa indicou que a prevalência de DRC no sistema de saúde foi de (11,8 %& 10,9 %)em homens e (12,6 %) em mulheres(29).

Foi realizado um estudo comunitário sobre a prevalência, os factores determinantes e a gestão da DRC em Carachi, Paquistão, em 2014 (30). O estudo foi realizado em 2.873 participantes com 40 anos de idade em 12 comunidades representativas em Karachi, Paquistão (30). Os resultados da investigação indicaram que a prevalência global da DRC era de 12,5 %(30).

Um estudo japonês realizou um estudo sobre as complicações e a comparação da prevalência da doença renal crónica em doentes com diabetes tipo 1 e tipo 2 de janeiro de 2004 a 31 de dezembro de 2004 (35). O estudo foi efectuado numa amostra de 3577 pacientes adultos (20 anos ou mais) e revela que a prevalência de DRC foi de 25,2% (35).

Foi realizado um estudo em Lau sobre os determinantes e o peso da doença renal crónica entre 2003 e 2006 (25). Os participantes no estudo eram 2810 homens e 3111 mulheres com idades compreendidas entre os 35 e os 75 anos (25). O resultado do estudo indicou que a idade e a obesidade estavam mais fortemente associadas à DRC nos homens do que nas mulheres (25). A hipertensão, a diabetes tipo 2, a homocistenina sérica e o ácido úrico foram positivamente associados de forma independente à DRC em homens e mulheres (25).

Foi realizado um estudo no Irão sobre a elevada prevalência da doença renal crónica em janeiro de 2009 (26). Foram incluídos no estudo 10 063 participantes com idade superior a 20 anos (26). Verificou-se que factores como a idade, o sexo, o IMC, o perímetro abdominal elevado, a hipertensão e a dislipidemia estavam associados à DRC (26).

Em 2012, foi realizado um estudo de coorte de base populacional no sul da Alemanha sobre a prevalência e os factores determinantes da doença renal crónica em idosos que vivem na comunidade, utilizando várias equações de estimativa(27). Foram selecionados 1 506 de entre 7 624 indivíduos com 65 anos ou mais(27). O resultado do estudo revela que as mulheres tinham um risco mais elevado para os estádios 3-5 da DRC com a MDRD (27).

O estudo foi realizado sobre a prevalência e os factores de risco da doença renal crónica numa região rural do Haiti em 2014(28). O estudo foi realizado com 608 participantes de pacientes que visitam o departamento ambulatorial do Hospital Albert Schweitzer (HAS) em Deschapelles, Haiti (28). Os resultados da investigação indicaram que a prevalência global de hipertensão e diabetes mellitus era de 49,2% e 36,3%, respetivamente (28). Os factores de risco independentemente associados à DRC foram a hipertensão, a infeção pelo VIH e a idade > 60 anos, ao passo que a diabetes mellitus não foi associada de forma independente (28).

Foi realizado um estudo observacional retrospetivo sobre a prevalência e a variação da doença renal crónica no sistema de saúde irlandês (29). O estudo foi efectuado em 207 336 pacientes adultos, com 18 anos ou mais (29). Os resultados da investigação indicaram que a prevalência da DRC era significativamente mais elevada nas mulheres do que nos homens, nos grupos etários mais velhos e nos doentes com antecedentes de lesão renal aguda (LRA) do que nos que não a tinham (29).

Foi efectuado um estudo sobre a prevalência, os determinantes e a gestão da DRC em Carachi, Paquistão, em 2014 (30). O estudo foi realizado em 2.873 participantes com 40 anos de idade em 12 comunidades representativas em Karachi, Paquistão (30). Os resultados da investigação indicaram que os factores independentemente associados à DRC eram a idade avançada, a hipertensão, o aumento da glicose plasmática em jejum, o aumento dos triglicéridos e a história de AVC (30).

Foi realizado um estudo sobre a prevalência da Doença Renal Crónica em pacientes com diabetes tipo 2 em Espanha, numa amostra de 1.145 pacientes com DM2 (31). O resultado da investigação indicou que a idade; o sexo (mulheres), a pressão arterial sistólica (SABP) ≥ 150 mmHg e uma história prévia de doença cardiovascular estavam significativamente associados à DRC (31).

Um estudo realizado em adultos das Primeiras Nações com diabetes em 2012 sobre a prevalência, os determinantes e as co-morbilidades da doença renal crónica revela que os determinantes independentes da DRC foram o sexo masculino e o aumento da duração da diabetes, a PA sistólica e o colesterol total (32). Foi incluído um total de 885 adultos FN (18 anos ou mais) com diabetes de tipo 2 que viviam em comunidades das Primeiras Nações em sete províncias do Canadá (32).

O estudo conduziu complicações Comparação da prevalência de doença renal crónica em doentes japoneses com diabetes tipo 1 e tipo 2 de 1 de janeiro de 2004 a 31 de dezembro de 2004 (35). O estudo foi efectuado entre 3577 pacientes japoneses adultos (20 anos ou mais) com diabetes tipo 1 ou tipo 2 (35). O resultado do estudo revela que os doentes diabéticos de tipo 2 têm mais do dobro da probabilidade de sofrer de DRC do que os doentes de tipo 1 (35).

De janeiro de 2007 a 31 de março de 2008, foi realizado um estudo entre os doentes com diabetes de tipo 1 ou de tipo 2 sobre a doença renal crónica e a diabetes no Serviço Nacional de Saúde: um inquérito transversal do Serviço Nacional de Diabetes do Reino Unido (36). O resultado do estudo mostrou que uma maior proporção de pessoas com diabetes de tipo 2 tinha disfunção renal em comparação com as pessoas com diabetes de tipo 1 (36).

Em 2012, foi realizado um estudo sobre a prevalência de hipertensão e diabetes e a coexistência de doença renal crónica e risco cardiovascular na população da República da Moldávia (44). Foram selecionados 1025 indivíduos da população em geral (44). O resultado do estudo revela que a prevalência da DRC é elevada no género masculino e nos indivíduos com idade superior a 40 anos (44).

2.2.2. Factores associados à doença renal crónica em África

2.2.3. Factores associados à doença renal crónica O estudo foi realizado com 527 pessoas de áreas de cuidados de saúde primários e secundários na cidade de Kinshasa (37). Foram estudadas a partir de uma amostra aleatória de doentes ambulatórios de risco com hipertensão, diabetes, obesidade ou VIH+ (37). O resultado do estudo indicou que a prevalência da DRC neste estudo era de 36%, mas apenas 12% estavam conscientes da sua condição (37).

Em 2011, foi realizado um estudo sobre a prevalência, os factores de risco e os padrões da doença renal crónica na comunidade rural do sudoeste da Nigéria(4). O resultado da investigação indicou que a prevalência da DRC era de 18,8 %(4).

Foi realizado um estudo de coorte sobre a prevalência, os determinantes e a concordância entre os estimadores da função renal e a doença renal crónica em populações sul-africanas de ascendência mista em 2013(38). O estudo foi efectuado em 1.203 indivíduos (38). O resultado da investigação revela que a prevalência bruta do estádio 3-5 da DRC foi de 14,8 % para Cockcroft-Gault, 7,6 % e 23,9 %, respetivamente, para a MDRD com e sem correção étnica, e 7,4 % e 17,3 %, respetivamente, para as equações CKD-EPI com e sem correção étnica (38).

Em 2014, foi realizado um estudo em Lagos, na Nigéria, sobre a doença renal crónica: um estudo de dez anos sobre a etiologia e as tendências epidemiológicas (24). A investigação foi realizada num total de 792 doentes com DRC (24). O resultado do estudo revela que a prevalência estimada da DRC na Nigéria é de 300400 por milhão de habitantes (24).

Em 2014, foi realizado um estudo sobre a prevalência da doença renal crónica numa população de médicos de família nigerianos(39). O estudo foi efectuado em 250 participantes (39). O resultado do estudo mostrou que 45,2 % apresentavam uria de albumina patológica no rastreio inicial, enquanto 12,4 % apresentavam uria de albumina persistente três meses mais tarde. Além disso, 20,4 % tinham uma TFG baixa estimada no rastreio inicial e 10,4 % tinham uma TFG baixa persistente três meses mais tarde (39).

O estudo foi realizado sobre a prevalência e os factores determinantes da doença renal crónica nos Camarões rurais e urbanos em 2015 (40). O estudo foi realizado com 439 participantes hipertensos e diabéticos (40). O resultado da investigação indicou que a prevalência global da DRC era de 13,2 %(40).

Foi realizado um estudo sobre a prevalência e os factores de risco da doença renal crónica em adultos urbanos dos Camarões, de acordo com três estimadores comuns da taxa de filtração glomerular em 2015(41). O estudo foi realizado com 500 participantes (41). O resultado da investigação indicou que a prevalência de DRC era de 4,4 e 11 % com MDRD, 5,4 e 10 % com CKD-EPI (41).

Foi realizado um estudo na Tanzânia sobre a prevalência da doença renal crónica em doentes adultos diabéticos (42). O estudo foi realizado entre outubro de 2011 e março de 2012 em 369 doentes diabéticos (42). O resultado do estudo revela que a prevalência da DRC é de 24,7 % (42).

Em 2011, foi realizado um estudo sobre a prevalência, os factores de risco e os padrões da doença renal crónica na comunidade rural do sudoeste da Nigéria (4). O resultado da investigação indicou que o aumento da idade, o género feminino, a pressão arterial sistólica e a DM eram factores preditivos da DRC (4).

Em 2014, foi realizado em Lagos, na Nigéria, um estudo sobre a doença renal crónica: um estudo de dez anos sobre a etiologia e as tendências epidemiológicas (24). A investigação foi realizada num total de 792 doentes com DRC (24). O resultado do estudo revela que a nefropatia hipertensiva, a diabetes mellitus, a nefropatia obstrutiva e a nefropatia falciforme foram as causas mais comuns de DRC (24).

Foi realizado um estudo de coorte sobre a prevalência, os determinantes e a concordância entre os estimadores da função renal e a doença renal crónica em populações sul-africanas de ascendência mista em 2013 (38). O estudo foi efectuado em 1.203 indivíduos (38). O resultado da investigação revela que o sexo, a idade e a hipertensão conhecida foram consistentemente associados ao estádio 3-5 da DRC(38).

Em 2014, foi realizado um estudo sobre a prevalência da doença renal crónica numa população de médicos de família nigerianos(39). O estudo foi efectuado em 250 participantes (39). O resultado do estudo mostrou que os factores de risco significativos para a DRC nos indivíduos do estudo eram o aumento da idade, a pressão arterial elevada, a história de diabetes mellitus (DM), a ingestão habitual de analgésicos e ervas e uma relação cintura/quadril anormal (39).

O estudo foi realizado sobre a prevalência e os factores determinantes da doença renal crónica nos Camarões rurais e urbanos em 2015(40). O estudo foi realizado com 439 participantes (40). O resultado da investigação indicou que havia uma elevada prevalência de hipertensão, diabetes, tabagismo e consumo de álcool, utilização prolongada de medicina tradicional e medicamentos de rua e excesso de peso/obesidade, que era predominante na zona rural (40).

Um estudo realizado sobre a prevalência e os factores de risco da doença renal crónica em adultos urbanos dos Camarões, de acordo com três estimadores comuns da taxa de filtração glomerular em 2015(41). O estudo foi realizado com 500 participantes (41). O resultado da investigação indicou que a idade avançada, a hipertensão conhecida e a diabetes mellitus, o aumento do índice de massa corporal e o excesso de peso/obesidade foram os factores de previsão da albuminúria, da diminuição da TFG e da DRC de acordo com vários estimadores (41).

Foi realizado um estudo na Tanzânia sobre a prevalência da doença renal crónica em doentes adultos diabéticos (42). O estudo foi realizado entre outubro de 2011 e março de 2012 em 369 doentes diabéticos (42). O resultado do estudo revela que a idade mais avançada foi significativamente associada à DRC (42).

Doença na Etiópia

Em 2014, foi realizado um estudo sobre a prevalência da doença renal crónica e os factores de risco associados entre os doentes no sul da Etiópia, entre 214 participantes diabéticos, e verificou-se que 18,2 % e 23,8 % dos participantes no estudo tinham DRC, de acordo com as equações MDRD e cockroft-Gault, respetivamente (19).

Foi realizado um estudo sobre a doença renal crónica e o subdiagnóstico da insuficiência renal entre os doentes diabéticos que frequentaram um hospital no sul da Etiópia em 2014. No total, participaram no estudo 214 diabéticos que frequentavam a clínica de acompanhamento no hospital de Butajira, no sul da Etiópia (43). O resultado do estudo mostrou que a DRC estava presente em 18,2 % e 23,8 % dos participantes no estudo, de acordo com as equações MDRD e Cockroft-Gault (C-G), respetivamente (43). Apenas 9,8 % do total de participantes, e 48,7 % (para a MDRD) e 37,3 % (para a C-G) dos participantes com TFG < 60 ml/min/1,73 m2 tinham valores anormais de creatinina sérica (43). A creatinina sérica normal foi observada em 90,2% dos participantes que frequentaram o hospital (43). Uma grande proporção dos participantes, entre 38,956,5%, demonstrou ter insuficiência renal ligeira a moderada (DRC de fase 2-3) apesar dos níveis normais de creatinina (43). A DRC foi detectada em 10,4 e 16,9% dos participantes com creatinina sérica normal utilizando as equações MDRD e C-G, respetivamente (43). Os investigadores também concluíram que a DRC está presente em não menos de 18% dos diabéticos que frequentam o hospital, mas geralmente não é diagnosticada (43).

2.3. Quadro concetual

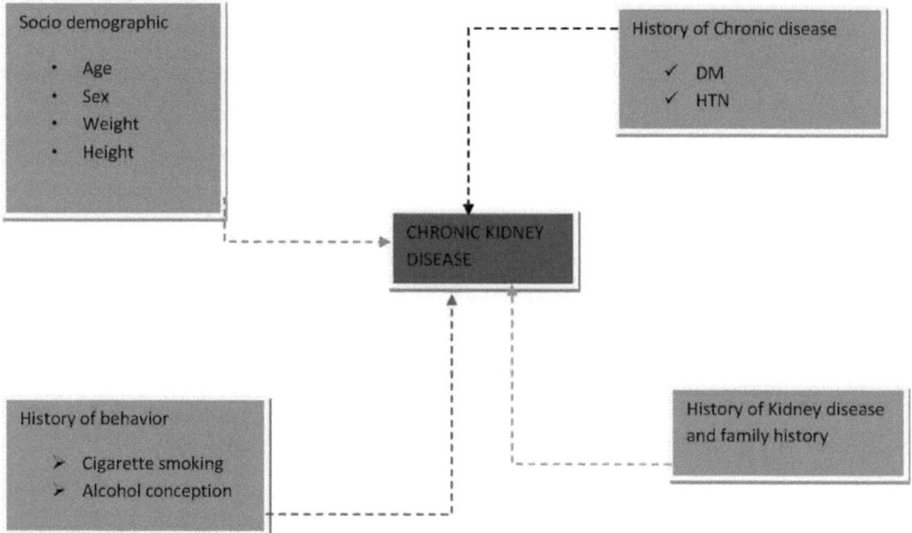

Figura:1 - Quadro concetual do estudo

Capítulo 3

3. Objectivos

3.1. Objetivo geral

- Avaliar a prevalência e os factores associados à doença renal crónica entre os doentes que saem e os doentes internados com problemas renais nos hospitais públicos de Adis Abeba.

3.2. Objetivo específico

> Avaliar a prevalência da doença renal crónica entre os pacientes com doenças renais.

> Avaliar os factores associados à doença renal crónica entre os doentes que saem e os doentes internados nos hospitais públicos de Adis Abeba.

Capítulo 4

4. Métodos

4.1. Área de estudo

De acordo com os dados obtidos junto dos serviços de saúde da administração da cidade de Adis Abeba, existem 11 hospitais públicos e 34 hospitais privados em Adis Abeba, que prestam diferentes serviços ao público. Entre os hospitais públicos, foram selecionados três hospitais (Black Lion Specialized Hospital, St Paul's Hospital Millennium Medical College e Zewditu Memorial Hospital).

4.2. Conceção do estudo e período de estudo

4.2.1. Conceção do estudo

O estudo foi um estudo transversal quantitativo de base hospitalar.

4.2. Período de estudo

Este estudo transversal foi realizado durante um período de dois meses, de maio a julho de 2017.

4.3. População

4.3.1. Origem da população

Todos os doentes com doença renal foram observados no departamento de nefrologia do Black Lion Specialized Hospital, St Paul's Hospital Millennium Medical College e Zewditu Memorial Hospitals.

4.3.2. População do estudo

Foram selecionados por técnica de amostragem no departamento de nefrologia do Black Lion Specialized Hospital, do St Paul's Hospital Millennium Medical College e do Zewditu Memorial Hospital durante o período do estudo.

4.4. Critérios de inclusão e exclusão

4.4.1. Critérios de inclusão

-*S* Doentes com doença renal com idade igual ou superior a 18 anos.

4.4.2. Critérios de exclusão

Os doentes em estado crítico, os doentes que têm perda de audição e que não podem responder à entrevista porque não têm nenhum assistente a acompanhá-los.

4.5. Determinação da dimensão da amostra

O tamanho da amostra foi calculado com base na estimativa do tamanho de uma única amostra. O valor de p é calculado tendo em conta um intervalo de confiança de 95%, uma margem de erro de 5% e; o valor de p calculado foi de 50%, uma vez que não foi realizado nenhum estudo relacionado com factores associados à DRC. O tamanho da amostra é calculado utilizando a seguinte fórmula padrão.

A dimensão da amostra n = z $(\alpha 2)_{2p}$ (1-p)$_{/d2}$

Onde n = Tamanho da amostra

- Z (α2)2 = no intervalo de confiança de 95% Valor Z (α = 0,05) = 1,96
- p = Proporção de ocorrência do evento a ser estudado
- d= Margem de erro a (5%) (0,05)

$n = (1.96)^2.0.5(1-.0.5)/(0.05)^2$

n=384

Não foi nenhum dos inquiridos 10%

384*10% =38.4

384+38.4=422.4~422

4.6. Técnica e procedimento de amostragem

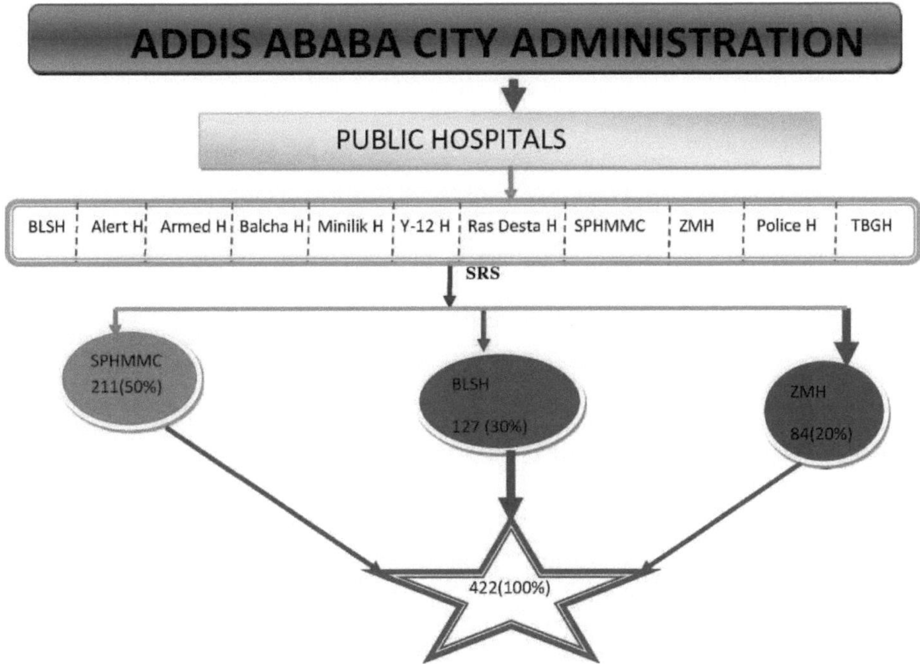

Figura 2: técnica de amostragem

4.6.1. Técnica de amostragem

Os participantes do estudo foram selecionados de acordo com o fluxo de 35 pacientes por dia visitado nos três hospitais HMIS (Health Management Information System). Com base nessas informações, a técnica de amostragem foi organizada conforme a figura acima.

A partir do OPD e da enfermaria admitidos proporcionalmente de três para dois para um, com base no número total da amostra em cada OPD e enfermaria, foi utilizado o método de amostragem aleatória simples para selecionar os doentes com doença renal a partir da lista do número do seu cartão. Cada um dos participantes específicos do estudo no hospital foi incluído no estudo na medida em que eram doentes renais.

4.6.2. Processo de amostragem

Os dados foram recolhidos junto dos participantes no estudo através do método de entrevista por questionário e de dados secundários.

4.7. Variáveis do estudo

4.7.1. Variáveis dependentes (resultado)

> Doença renal crónica:

4.7.2. Variável independente

- Caraterísticas sócio-demográficas
- Historial de diabetes, hipertensão e doenças cardiovasculares
- Hábito de fumar e consumo de álcool
- Utilização de medicina tradicional e de medicamentos de venda livre (AINE)
- História de doença renal
- Estado da insuficiência renal

4.8. Termos ou definições operacionais

Os resultados laboratoriais foram obtidos a partir do cartão de registo do doente. Com base nos resultados, a TFG foi estimada utilizando a fórmula CKD Epi

TFG (ml/min) = $k \times$ (140 - idade) $\times$ peso corporal/SCr (em mol/l).

Onde, k = 1,04 (feminino) ou 1,23 (masculino).

Funções renais e categorizadas de acordo com a classificação NKF da seguinte forma.

Fase 1: TFG $\geq$90 ml/min: normal Insuficiência renal.

Fase 2: TFG 60-89 ml/min: insuficiência renal ligeira.

Fase 3: TFG 30-59 ml/min: insuficiência renal moderada.

Fase 4: TFG 15-29 ml/min: insuficiência renal grave

Estádio 5: TFG <15 ml/min: DRC.

4.9. Gestão de dados e controlo de qualidade

A qualidade dos dados foi assegurada através da utilização de questionários padronizados da OMS e CDC (48) para materiais de recolha de dados, 21 (5%) pré-testados em área não selecionada que foi o Hospital Coreano dos questionários, depois de fazer o pré-teste o questionador foi mantido alguns problemas como a forma como a questão levantou testes laboratoriais. Os colectores de dados foram identificados, formados e informados para recolherem os dados de acordo com o questionário estruturado antes do início da recolha efectiva de dados, de 3 a 4 de maio de 2017, e o investigador principal efectuou uma supervisão intensiva durante a recolha de dados.

4.10. Processamento e análise de dados

A entrada de dados e a análise foram feitas usando o software estatístico SPSS versão 20. A razão ímpar foi calculada e as variáveis dependentes e independentes foram colocadas na análise de regressão binária e multivariada. As variáveis que apresentaram um valor p de associação $< 0,2$ foram selecionadas para análise posterior. Em todos os casos, o valor de p inferior a 0,05 foi considerado estatisticamente significativo.

4.11. Considerações éticas

Este projeto de investigação foi aprovado pelo "Comité Departamental de Ética e Investigação" do Departamento de Saúde Pública, Faculdade de Ciências da Saúde da Faculdade de Medicina de África. O objetivo do estudo foi devidamente explicado aos participantes no estudo. Foi obtida autorização do centro de investigação e da clínica de nefrologia de cada hospital. Só foram incluídos os indivíduos que deram o seu consentimento informado. As informações recolhidas junto dos participantes no estudo foram mantidas confidenciais. Os resultados do estudo serão divulgados aos prestadores de cuidados de saúde para ajudar no tratamento dos doentes.

Capítulo 5

5. Resultados

5.1. Caraterísticas demográficas, clínicas e comportamentais dos participantes 5.1.1. Caraterísticas demográficas dos participantes

Os dados foram recolhidos de 422 participantes, dos quais 221 participantes do SPHMMC (da OPD, enfermarias médicas, centro de diálise e OPD de transplante renal), os restantes 121 e 80 dos participantes do BLSH e ZMH (OPD, diálise e enfermarias médicas), respetivamente, foram recolhidos de maio de 2017 a julho de 2017. A análise dos dados demográficos encontrados revela os seguintes resultados relativamente à idade, sexo, habilitações literárias e estado civil dos inquiridos:

A idade média (DP) dos participantes é de 43,95 (1,68) anos. Entre os participantes, 210 (49,8%) têm entre 18 e 39 anos, 107 (25,3%) dos participantes têm entre 40 e 49 anos. 105 (24,9 %) dos participantes têm 58 anos ou mais.

Duzentos e trinta e um (54,7%) e cento e noventa e um (45,3%) dos participantes eram do sexo masculino e feminino, respetivamente.

Relativamente à formação académica dos participantes, 25 (5,9%) frequentaram o ensino não formal (analfabetos) e 119 (28,2%) frequentaram o ensino primário. Cento e cinquenta e quatro (37,4 %) dos participantes frequentaram o ensino secundário. 120 (28,4%) dos participantes frequentaram o ensino superior.

Quanto ao estado civil dos inquiridos, 90 (21,3 %) são solteiros, enquanto duzentos e oitenta e quatro (67,3 %) são casados e 48 (11,4 %) são divorciados e viúvos.

Da população total, 184 (43,6%) participantes iniciaram a diálise. Dos cento e oitenta e quatro, 85 (46,2%) iniciaram a diálise entre um e três anos atrás. Cento e cinquenta e um (82,1%) dos participantes tinham um horário de diálise de três vezes por semana. Quase todos os doentes se queixaram do longo período de tempo que demoraram a iniciar a diálise antes de se complicarem dos seus rins. Cento e trinta e três (31,6%) participantes pagavam 400-500 ETH Birr por cada diálise nesses hospitais públicos, mas esses participantes pagavam 900-2000 ETH Birr por cada diálise em institutos de saúde privados antes de irem para esses hospitais. (Apresentado no quadro: 1)

Tabela 1. Caraterísticas sociodemográficas dos inquiridos entre os doentes renais no hospital público de Adis Abeba, 2017 (n=422)

Variable		Frequency	Percentage
Age interval	18-28	73	17.3
	29-38	137	32.5
	39-48	50	11.8
	49-58	57	13.5
	59-68	59	14.0
	69-78	38	9.0
	79-88	8	1.9
Total		422	100
Sex			
Male		231	54.7
Female		191	45.3
Total		422	100
Transportation cost per week			
	<100	245	58.1
	100-1500	139	32.9
	1501-3000	16	3.9
	>3000	22	5.2
Total		422	100
Start dialysis			
	Yes	184	43.6
	No	238	56.4
Total		422	100
When started			
	1-3 months	5	2.7
	>6 months	10	5.4
	<1 year	34	18.2
	1-3 years	85	46.2
	>3 years	50	27.2
Total		184	100
Frequency of dialysis per week			
	Once a week	2	1.1
	Twice a week	26	14.1
	Three times a weeks	151	82.1
	Once time only	5	2.7
Total		184	100
Payment in public hospitals for dialysis per day			
	400-550	133	31.6
	>550	46	10.8
Total		179	42.4
Payment in privet hospitals for dialysis per day			
	900-1500	84	19.9
	1501-2000	87	20.7
	>2000	1	0.3
Total		172	40.9
Medication for your kidney disease		227	53.7
	Yes	195	46.3
	No		
Total		422	100
Payment for medication		235	55.7
	<100	15	3.6
	100-500	5	1.3

501-1000 1001-1500 1501-2000 >2000	104 55 7	24.6 13.1 1.8
Total	**422**	**100**

5.1.2. Caraterísticas clínicas dos participantes

Os dados clínicos obtidos revelam que, dos 422 inquiridos, 77 (18,2%) têm diabetes e os restantes 345 (81,8%) não têm diabetes.

A média (DP) das creatininas dos participantes é de 3,4 (0,92), respetivamente.

A TFGe média (DP) dos participantes foi de 2,14 (1,57) segundo as equações CKD Epi. Duzentos e cinquenta e três (60,0 %) dos participantes tinham hipertensão e 169 (40,0%) dos participantes não tinham hipertensão. A história de doença cardiovascular estava presente em oitenta e dois (19,4 %) dos inquiridos, enquanto trezentos e cinquenta e um (80,6 %) não tinham doença cardio-vascular. 115 (27,3 %) dos inquiridos tinham antecedentes de outras doenças crónicas, enquanto 303 (71,8 %) não tinham a doença. 138 (32,7%) dos inquiridos tiveram ataques anteriores de doenças recorrentes relacionadas com os rins, enquanto 282 (66,8%) não têm a doença. Cento e catorze (27,0 %) dos participantes têm um familiar com DRC, enquanto trezentos e oito (73,0 %) não têm a doença nas suas famílias.

Tal como mencionado na tabela, 68 (16,1 %) dos inquiridos eram fumadores anteriormente, enquanto 354 (83,9 %) não o eram. Cento e noventa e cinco (46,2%) dos inquiridos costumavam consumir álcool, enquanto duzentos e vinte e sete (53,8%) não consumiam.

Os inquiridos que tinham um historial anterior de utilização de medicamentos tradicionais são 91 (21,6%), os restantes 331 (78,4%) não utilizam. Cinquenta e três (12,4 %) dos participantes utilizam atualmente medicamentos tradicionais, enquanto os restantes trezentos e sessenta e nove (87,6%) não utilizam. 252 (59,7%) dos participantes usam habitualmente antigripais e 170 (40,3%) não usam. 337 (79,9%) dos participantes utilizam habitualmente medicamentos prescritos, enquanto 85 (20,1%) não utilizam (ver quadro 2).

Quadro 2: Historial de diabetes, hipertensão e doença cardiovascular dos inquiridos entre os doentes renais no hospital público de Adis Abeba, 2017 (n=422)

Variable	Yes N (%)	No N (%)
Ever diagnosed for diabetic	296(71.1%)	126(29.9%)
Confirmed	77 (18.2%)	345(81.8%)
Diagnosed for hypertension	353 (83.6%)	69(16.4%)
If you say ''yes'' is that confirmed	253(60%)	169(40%)
Have you diagnosed to cardiovascular disease	327(77.5%)	95(22.5%)

If you say ''yes'' is that confirmed	82(19.4%)	340(80.6%)
Do you have other chronic diseases	115(27.3%)	303(71.7%)
If say yes which one the following do you have	Rheumatoid =42(10.0%) Arthritis, =51(12.1%) Cholesterol,=8(1.9%) Liver=34(8.1%) Others=287(68%)	

5.2. Proporções de DRC

De acordo com a equação EPI da DRC utilizada na aplicação móvel para calcular a TFGe, 66 (15,6%) dos participantes têm uma DRC normal/estágio 1, 49 (11,6%) dos participantes têm um estágio 2, 82 (19,4%) dos participantes têm um estágio 3, 62 (14,7%) um estágio 4 e 163 (38,6%) um estágio 5, respetivamente. Isto mostra que a prevalência da DRC é mais elevada na fase 5 e mais baixa nas fases 3 e 4 (ver quadro 3).

Quadro 3: Fases da DRC dos inquiridos entre os doentes renais do hospital público de Adis Abeba, 2017 (n=422)

Stages of CKD	Frequency	Percent
Normal stage 1	66	15.6
CKD stage 2	49	11.6
CKD stage 3	82	19.4
CKD stage 4	62	14.7
CKD stage 5	**163**	**38.6**
Total	**422**	**100.0**

Quadro 4: História da doença renal dos inquiridos entre os doentes renais no hospital público de Adis Abeba, 2017 (n=422)

Variable	Yes N (%)	No N (%)
History of Family with CKD	114(27 %)	308(73%)
Previous repeatedly glomerulonephritis	138(32.7%)	284(67.3%)
Previously kidney stone history	76(18)	346(82%)
History of frequently UTI	77(18.2)	345(81.8%)

Quadro 5: Situação dos rins dos inquiridos entre os doentes renais no hospital público de Adis Abeba, 2017 (n=422)

Variable	Response	Frequency	Percentage
Urea test result	<15	66	15.6
	16-40	127	30.2
	41-70	67	15.8
	71-100	68	16.11
	101-130	37	8.8
	>130	57	13.5
Creatinine test result	<0.5	5	1.2
	0.5-0.9	25	5.9
	1-5	285	67.54
	6-10	49	11.6
	11-16	40	9.48
	>16	18	4.27
Glomerular filtration rate(GFR)	<15	230	54.5
	15-30	76	18.1
	31-45	10	2.4
	46-60	65	15.3
	61-75	16	3.7
	>75	25	6
Electrolyte	Absent	169	40.1
	Positive	253	59.9
Na+	<120	173	41.1
	120-140	111	26.3
	141-160	137	32.4
	>160	1	0.3
K+	<2.5	179	42.5
	2.5-5.5	196	46.4
	>5.5	47	11.1
Ca++	<1.5	259	61.3
	1.5-3.0	152	35.9
	3.1-4.5	5	1.2
	>4.5	6	1.6
Cl-	<87	202	47.9
	87-100	60	14.2
	101-112	108	25.6
	>112	52	12.3
Have been a smoker	Yes	73	17.2
	No	349	82.8
number of cigarette smoked per day	1-5 Cigarettes	46	10.8
	5-10 Cigarettes	50	11.9
	Less than one pack	8	1.8
	one and above	22	5.2
	I never consumed	296	70.7
Have been alcohol consumer	Yes	197	46.6
	No	225	53.4
bottle consumed per day	1-5 bottle of beer	107	25.4
	> 5 bottle beer	73	17.4
	1-10 cup of local and any alcohol	53	12.6
	1 and above bottle of wine	16	3.9
	Never consumed	173	40.7

Have you ever been taking animal products?	Yes No	394 28	93.3 6.7
Have you ever been taking vegetables?	Yes No	356 66	84.3 15.7
Ever been using traditional medicine?	Yes No	89 333	21.2 78.8
Do you medicine currently?	Yes No	49 373	11.6 88.4
Habitual use of anti-pains?	Yes No	252 170	59.7 40.3
Habitual use of prescribed medication?	Yes No	347 75	82.3 17.7

5.3. Factores associados à DRC

As pessoas que se encontravam no grupo etário dos 18-28 anos tinham uma probabilidade um ponto quatro seis vezes maior de desenvolver DRC e significativa em comparação com as pessoas com menos de 18 anos [AOR 1,46(CI 1,05, 2,03); P= 0,01]. As pessoas com idades compreendidas entre os 29 e os 38 anos têm 8% menos probabilidades de desenvolver DRC do que as pessoas com menos de 18 anos [AOR 1,50 (CI 0,95, 2,36); P= 0,08]. As pessoas com idades compreendidas entre os 39 e os 48 anos tinham uma probabilidade duas vírgula quatro vezes superior de desenvolver DRC e significativa em comparação com as pessoas com menos de 18 anos [AOR 2,40 (CI 1,59, 3,65); P= 0,01]. As pessoas com idades compreendidas entre os 49 e os 58 anos tinham 28% menos probabilidades de desenvolver DRC do que as pessoas com menos de 18 anos [AOR 0,77 (CI 0,49, 1,23); P= 0,28]. As pessoas com idades compreendidas entre os 59 e os 68 anos tinham 19% mais probabilidades de desenvolver DRC do que as pessoas com menos de 18 anos [AOR 1,40 (CI 0,85, 2,23); P= 0,19]. As pessoas com idade superior a 68 anos tinham três vírgula um seis vezes mais probabilidades de desenvolver DRC e não eram significativas em comparação com as pessoas com menos de 18 anos [AOR 3,16 (CI 1,36, 7,35); P= 0,07].

As pessoas do sexo feminino tinham uma probabilidade zero vírgula seis duas vezes maior de desenvolver DRC e significativa em comparação com as do sexo masculino [AOR 0,62 (IC 0,50, 0,78); P= 0,01].

Os indivíduos com diagnóstico positivo de hipertensão tinham uma probabilidade um ponto dois seis vezes maior de desenvolver DRC e não era significativa em comparação com os indivíduos com diagnóstico negativo de hipertensão [AOR 1,26(CI 0,97, 1,64); P= 0,08]. Os indivíduos com diagnóstico negativo de diabetes mellitus tinham uma probabilidade 3% menor de desenvolver DRC em comparação com os indivíduos com diagnóstico positivo de diabetes mellitus [AOR 0,70 (IC 0,51, 0,96); P= 0,03].

Os não fumadores que tinham antecedentes de consumo de cigarros tinham 75% menos probabilidades de desenvolver DRC do que os fumadores [AOR 1,05 (IC 0,76, 1,45); P= 0,75]. As pessoas que tinham antecedentes de consumo de medicamentos anti-inflamatórios não esteróides tinham uma probabilidade zero vírgula quatro oito vezes menor de desenvolver DRC e significativa em comparação com as pessoas que consumiam medicamentos anti-inflamatórios não esteróides [AOR 0,48 (CI 0,37, 0,61); P= 0,01]. As pessoas que se encontravam no historial de consumidores de medicamentos frequentemente prescritos e não consumidores tinham uma probabilidade duas vezes menor de desenvolver DRC e significativa em comparação com as pessoas que consumiam medicamentos prescritos [AOR 2,22 (IC 1,65, 2,98); P= 0,01].

As pessoas com diagnóstico negativo de cálculos renais tinham 79% menos probabilidades de desenvolver DRC do que as pessoas com diagnóstico positivo de cálculos renais [AOR 2,43 (IC 1,73, 3,46); P= 0,79] (apresentado no quadro 6)

Tabela 6: Rácio de probabilidade bruto e ajustado dos factores associados à DRC dos inquiridos entre os doentes renais do hospital público de Adis Abeba, 2017 (n=422)

Variables	Frequency	COR(95% CI)	AOR(95% CI)	P -value
Age				
<18	73	1.00	1.00	1.00
18-28	137	1.29(0.95,1.75)	1.46(1.05, 2.03)	0.02
29-38	50	1.62(1.08, 2.43)	1.50(0.95, 2.36)	0.08
39-48	57	2.11(1.44, 3.09)	2.40(1.59, 3.65)	0.01
49-58	59	0.91(0.62, 1.32)	0.77(0.49, 1.23)	0.28
59-68	38	1.02(0.67, 1.56)	1.40(0.85, 2.32)	0.19
>68	8	2.89(1.29, 6.45)	3.16(1.36, 7.35)	0.07
Sex				
Female	191	1.00	1.00	
Male	231	1.52(0.55, 0.84)	0.62(0.50, 0.78)	0.01
History of HTN				
No	69	1.00		
Yes	353	0.78(0.60, 1.02)	1.26(0.97, 1.64)	0.08
History of DM				
No	345	1.00	1.00	
Yes	77	1.16(0.94, 1.43)	0.70(0.51, 0.96)	0.03
History of Cigarette smoking				
No	349	1.00	1.00	
Yes	73	0.81(0.62, 1.07)	1.05(0.76, 1.45)	0.75
History of Non Steroid anti inflammatory medicine				
No	170	1.00	1.00	
Yes	252	0.65(0.53, 0.81)	0.48(0.37, 0.61)	0.01
Habitual of Prescribed medication				
No	75	1.00	1.00	
Yes	347	1.73(1.32, 2.27)	2.22(1.65, 2.98)	0.01
History of renal Stone				
No	346	1.00	1.00	
Yes	76	1.76(1.34, 2.31)	2.43(1.71, 3.46)	0.79

Capítulo 6

6. Discussão

Nestes hospitais, com base num estudo transversal quantitativo, foram estudados a prevalência e os factores associados à DRC entre os doentes renais que frequentam os hospitais públicos de Adis Abeba. A prevalência da DRC foi maior entre os idosos e entre as pessoas com diabetes, doenças cardiovasculares e hipertensão do que entre as pessoas sem estas doenças, o que corrobora os resultados anteriores (51). Os americanos de origem mexicana e os negros não hispânicos apresentavam uma maior prevalência de DRC do que os brancos não hispânicos. A grande disparidade na prevalência entre as pessoas com DRC na fase 1 pode ser explicada, em parte, pelas diferenças raciais/étnicas na microalbumina ureia entre os negros não hispânicos e os mexicanos americanos (52). Utilizando a equação EPI da DRC, verificou-se que a prevalência da DRC era de 38,6 % de acordo com as respectivas equações. A prevalência da DRC na fase (1-2) é de 27,2 %, (15,6 % e 11,6 %), respetivamente. Enquanto a prevalência da DRC na fase (3-4) é de 34,1%, (19,4% e 14,7%), respetivamente, segundo a equação EPI da DRC. Embora a diferença não seja estatisticamente significativa, a CKD EPI subestima a prevalência em comparação com a Cockcroft Gault.

Entre os 15,5% de participantes com DRC segundo a equação MDRD encontrada no estudo efectuado no Canadá, 80% tinham eGFR 30 - 60 (DRC de fase 3), o que é comparável aos resultados desta investigação, mas mais de 10% (1,6% do total de participantes) (22) tinham ESRD, o que corresponde a 5,4% dos resultados desta investigação segundo a mesma equação.

A diferença entre este estudo e o canadiano é a população e a metodologia. É por isso que o meu estudo é superior a estes.

O estudo efectuado na Tanzânia mostra que a prevalência de DRC entre os doentes adultos diabéticos, segundo a equação de Cockcroft Gault, foi de 24,7% (32). O investigador da Tanzânia concentrou-se apenas na prevalência de doentes diabéticos com DRC, razão pela qual a diferença entre este estudo e o de lá é maior.

A investigação efectuada na Etiópia entre os doentes diabéticos, utilizando equações semelhantes às deste estudo, revelou que a prevalência da DRC era de 18,8% e 23,8%

segundo a equação MDRD e Cockcroft Gault, respetivamente (9). Este estudo também se centrou em doentes diabéticos, mas é necessário discuti-lo porque as populações são semelhantes às deste estudo. Não há muitos estudos que tenham apresentado resultados de prevalência semelhantes aos deste estudo, porque os estudos encontrados determinaram a prevalência utilizando a prevalência pontual, ao passo que esta investigação utiliza a prevalência de período. A prevalência da DRC entre os diabéticos de tipo 2 foi de 27,9% (21) em Espanha, enquanto a prevalência encontrada neste estudo é de 10,79% pela equação MDRD, que foi a equação utilizada em ambos os estudos. No que diz respeito aos factores associados, foram avaliados diferentes factores associados que foram apresentados em investigações semelhantes para verificar se são ou não factores associados nesta população de estudo. Devido ao menor número de inquiridos que fumam atualmente, o resultado obtido relativamente à prevalência de DRC entre os fumadores actuais (0%) pode não ser fiável. A idade avançada, a diabetes de tipo 2, a história familiar de DRC, o hábito de fumar, o consumo de álcool, a obesidade e a coexistência de hipertensão foram avaliados, mas não foi encontrada qualquer associação significativa.

Como se trata do primeiro estudo efectuado em Adis Abeba, esta investigação tem as suas próprias limitações. Em primeiro lugar, por razões financeiras, a prevalência periódica da DRC é feita utilizando o nível de creatinina sérica dos doentes, que é feito recentemente entre os testes efectuados nos últimos cinco anos. Isto, por sua vez, afecta a fiabilidade da prevalência obtida, uma vez que alguns doentes que tinham um nível de creatinina normal antes de dois ou três anos podem ter um estado elevado ou normal se o teste tivesse sido feito durante a recolha de dados. A prevalência da DRC teria sido muito mais elevada do que o resultado obtido por este estudo, se a investigação tivesse utilizado o nível atual de creatinina. Em terceiro lugar, algumas perguntas não foram preenchidas pelos inquiridos, o que, por sua vez, afecta a análise e o resultado do estudo.

As actividades destinadas a prevenir a DRC ou a sua progressão podem diminuir a prevalência da forma mais grave de DRC, o estádio 5 (ou seja, a doença renal em fase terminal), que está associada a um aumento da morbilidade e da mortalidade e a uma diminuição da qualidade de vida relacionada com a saúde (49). Tratamentos como o controlo da hipertensão arterial nas fases iniciais da DRC podem evitar a progressão para a doença renal em fase terminal (50).

Capítulo 7

7. Pontos fortes e fracos do estudo Pontos fortes

7.1. Pontos fortes

- Foi dada uma formação adequada aos colectores de dados
- O estudo foi efectuado com uma supervisão rigorosa e forte.

7.2. Limitações

- Uma vez que o estudo foi transversal, devido ao seu comportamento inerente, não é possível estabelecer uma relação exacta de causa e efeito.
- Este estudo propõe, por conseguinte, a realização de um estudo em grande escala que inclua um grande número de doentes com doença renal para determinar a prevalência pontual da DRC.

Capítulo 8

8.1. Conclusão

Em conclusão, este estudo identificou a prevalência de DRC (38,6) segundo as equações EPI da DRC, respetivamente, entre os doentes renais que frequentam os hospitais públicos de Adis Abeba.

A incidência da DRC está a aumentar. Uma vez diagnosticada a DRC, está destinada a progredir para a ESRD. O custo do tratamento, a morbilidade e a mortalidade são elevados. O objetivo é detetar, avaliar e diagnosticar precocemente a DRC e encaminhar para nefrologistas. A classificação da DRC nos estádios 1 a 5 facilita o tratamento dos doentes através da aplicação de planos de ação clínicos específicos para cada doença. Durante as fases iniciais, o controlo agressivo da pressão arterial tem-se revelado eficaz para retardar a progressão para a DRS.

8.2. Recomendação

Como a prevalência utilizada nesta investigação é a prevalência de período, será melhor se a prevalência da doença for estudada através da medição dos testes laboratoriais necessários para a investigação, a fim de conhecer a prevalência pontual da doença em questão.

Os doentes vêm de partes longínquas da Etiópia para obter o serviço de diálise, transplante e quaisquer serviços relacionados, porque este problema expõe os doentes a despesas adicionais de transporte, abrigo e alimentação, pelo que os organismos envolvidos tomam medidas para facilitar o serviço.

Os doentes em Adis Abeba e fora de Adis esperam muitas consultas devido à falta de serviços de diálise nos hospitais públicos, pelo que as pessoas perderam a vida expostas a custos elevados nos centros de diálise privados.

> Outros investigadores devem utilizar a prevalência pontual

> O organismo em causa deve maximizar o serviço de tratamento; centros de diálise e minimizar o risco para os doentes através da educação sanitária em toda a Etiópia.

> O custo da diálise nos hospitais públicos é inferior ao dos hospitais privados, o que é bom para os doentes, mas a frequência da diálise é de, no mínimo, três dias por semana, pelo que os interessados devem tomar medidas para prolongar a vida dos doentes.

> O Ministério Federal da Saúde da Etiópia deve criar o Programa Nacional de Educação sobre a Doença Renal para fornecer recursos ao público, aos doentes e aos profissionais de saúde, com o objetivo de reduzir a morbilidade e a mortalidade causadas pelas complicações da doença renal.

Referência

1. Fundação Nacional do Rim. K/DOQI Clinical practice guidelines for bone metabolism and disease in chronic kidney disease. *Am J Kidney Dis* 2003;42: S1-S201.

2. Ficha informativa nacional sobre a doença renal crónica, 2014, CS250738-A

3. Wanigasuriya, K.P.; Peiris-John, R.J.; Wickremasinghe, R. 2011. Doença renal crónica de etiologia desconhecida no Sri Lanka: O cádmio é uma causa provável? *BMC Nephrology* 12:32. DOI: 10.1186/1471-2369-12-32.

4. Oluyombo R, Akinsola A, Ayodele, et al. Prevalência, factores de risco e padrões da doença renal crónica numa comunidade rural do sudoeste da Nigéria. J Epidemiol community health 2011 August 1; 65(1):271-2.

5. James MT, Hemmelgarn BR, Tonelli M. Early recognition and prevention of chronic kidney disease. Lancet. 2010; 375:1296-1309.

6. Athuraliya, T.N.C.; Abeysekera, D.T.D.J.; Amerasinghe, P.H.; Kumarasiri, P.V.; Bandara, P. 2006. Towards Understanding of Chronic Kidney Disease of North Central Province (Para a Compreensão da Doença Renal Crónica da Província Centro-Norte). Nos anais das sessões científicas anuais da Associação Médica do Sri Lanka.

7. Jayasekara, J.M.K.B.; Dissanayake, D.M.; Adhikari, S.B.; Bandara, P. 2013. Distribuição geográfica da doença renal crónica de origem desconhecida na região centro-norte do Sri Lanka. *Jornal Médico do Ceilão* 58:610.

8. Athuraliya, T. N.C.; Abeysekera, D.T.D.J.; Amerasinghe, P.H. 2011. Uncertain etiologies of proteinuria-chronic kidney disease in rural Sri Lanka. *Kidney International* 2011 (publicação online antecipada em 10 de agosto de 2011; doi: 10.1038/ ki.2011.258.

9. Chandrajith, R.; Nanayakkara, S.; Itai, K.; Aturaliya, T.N.C.; Dissanayake, C.B.; Abeysekera, T.; Harada, K.; Watanabe, T.; Koizumi, A. 2011a. Doenças renais crónicas de etiologia incerta (CKDue) no Sri Lanka: Distribuição geográfica e implicações ambientais. *Environ. Geochem. Saúde*. DOI 10.1007/s10653-010- 9339-1.

10. Torres, C.; Aragon, A.; Gonzalez, M.; Lopez, I.; Jakobsson, K.; Elinder, C-G.; Lundberg, I.; Wesseling C. 2010. Doença renal de causa desconhecida na Nicarágua: Um inquérito de base comunitária. *American Journal of Kidney Disease* 55:485-496.

11. Cerdas, M. 2005. Doença renal crónica na Costa Rica. *Kidney Int. Suppl.* 97:S31-33.

12. Problemas emergentes de saúde pública na Etiópia: Chronic Non Communicable Disease. Associação de Saúde Pública da Etiópia: Adis Abeba, Etiópia; 2012.

13. William G, Guiseppe R, Shanti M et al. The Contribution of Chronic Kidney Disease to the Global Burden of Major Non Communicable Diseases. Kidney Int. 2011; 80: 1258 - 1270.

14. Jha V, Garcia-Garcia G, Iseki K et al. Chronic kidney Disease: Global Dimension and Perspectives. Lancet. 2013; 382(9888).

15. Atlas de Diabetes da IDF. Sétima edição.2015.

16. Associação Americana de Diabetes. Classificação e diagnóstico da diabetes. Sec. 2. em Standards of Medical Care in Diabetes 2016. Diabetes Care 2016; 39(Suppl. 1): S13-S22

17. Naicker S. Burden of End Stage Renal Disease in Sub-Saharan Africa (Carga da doença renal terminal na África Subsariana).

18. Doença renal crónica na África Subsariana: Hipótese para a procura de investigação. Anais de Medicina Africana. 2012; 11 (2). DOI: 10.4103/1596-3519.93537.

19. Temesgen F, Mehidi K e Tialhun Y. Prevalence of Chronic Kidney Disease and Associated Risk Factors among Diabetic Patients in Southern Ethiopia (Prevalência de doença renal crónica e factores de risco associados em doentes diabéticos no sul da Etiópia). American Journal of Health Research. 2014; 2: 216 - 221

20. Vivekanand Jha, Angela Yee, Moon W et al. The Impact of Chronic Kidney Disease Identification in Large Countries: The Burden of Illness. BMC Nephrology. 2012.

21. Arrigo S e Giuseppe R. Chronic Kidney Disease as a Public Health Problem: Epidemiology, Social and Economic Implications. Bergamo, Itália: Kidney International 2005; pp s7-s10. 2005.

22. Abebe B, Habtamu T, Mekonnen T et al. Padrão e Tendência das Admissões Médicas de Pacientes com Doenças Crónicas Não Transmissíveis em Hospitais Selecionados em Addis Abeba.American Scientific Research Journal for Engineering, Technology and Sciences (AJRJETS). Online: 2015; 15: 34-48

23. Getachew T e Tadesse A. Internal Medicine: Lecture Notes for Health Officers. Universidade de Jimma: Iniciativa de Formação em Saúde Pública da Etiópia; 2006.

24. Christiana O, Babawale T e Rotini W. Chronic Kidney Disease: a Ten Year Study of Etiology and Epidemiological Trends in Lagos, Nigeria (Doença renal crónica: um estudo de dez anos sobre a etiologia e as tendências epidemiológicas em Lagos, Nigéria). Jornal Britânico de Medicina Renal. 2014/15; 19: 19-21

25. Ponte B, Pruijm M, Marquis-vidal P et al. Determinants and Burden of Chronic Kidney Disease in the Population-based CoLaus Study: a Cross-Sectional Analysis. Serviço de Nefrologia, Genebra, Suíça: Hospital Universitário de Genebra.

26. Farhad H, Farshad K, Amir A et al. High Prevalence of Chronic Kidney Disease in Iran: a Large Populationbased Study. BMC Public Health. 2009; 9(44). (Sem número de página)DOI: 10.1186/1471-2458-9-44.

27. Dietrich R, Jochen K, Michael D et al. Prevalence and Determinants of Chronic Kidney Disease in CommunityDwelling Elderly by Various Estimating Equations. BMC Public Health. 2012; 12(343):1-10

28. Felix B, Herriot S, Michael M et al. Prevalence and Risk Factors for Chronic Kidney Disease in a Rural Region of Haiti (Prevalência e factores de risco da doença renal crónica numa região rural do Haiti). Swiss Med Wkly. 2014; 144(sem número de página) ow14067. DOI:

10.4414/smw.2014.14067

29. Austin G, Liam F, Cornelius J et al. Prevalence and Variation of Chronic Kidney Disease in the Irish Health System: Initial Findings from the National Kidney Disease Surveillance Program. BMC Nephrology. 2014; 15(185):1-12.

30. Saleem J, Rasool B and Tazean H. Prevalence, Determinants and Management of Chronic kidney disease in Karachi, Pakistan - a Community Based Cross Sectional Study. BMC Nephrology. 2014; 15(90):1-9.

31. Antonio R, Josep G, Josep F et al. Prevalence of Chronic Kidney Disease in Patients with Type 2 Diabetes in Spain: PERCEDIME2 Study.

32. Ronald F, Mariam N e Steward B. Prevalência, Determinantes e Co-morbilidades da Doença Renal Crónica entre Adultos com Diabetes das Primeiras Nações: resultados do Estudo CIRCLE.BMC Nephrology. 2012; 13: 1.

33. Bingcao W, Kelly B, Amy S et al. Compreendendo a DRC entre pacientes com DM2: prevalência, tendências temporais e padrões de tratamento 2007-2012. BMJ Open Diabetes Research and Care 2016; 4:e000154. doi:10.1136/bmjdrc-2015-000154.

34. Rachel J, Robert N, Janet H et al. The unrecognized prevalence of chronic kidney disease in diabetes. Nephrol Dial Transplant (2006) 21: 88-92 doi:10.1093/ndt/gfi163...

35. Ohta M , Babazono T, Uchigata Y et al. Complicações Comparação da prevalência de doença renal crónica em doentes japoneses com diabetes tipo 1 e tipo 2. DIABETIC MedicineDOI:10.1111/j.1464-5491.2010.03049.x.

36. Hill J, Cardwell R, Patterson C et al. Chronic kidney disease and diabetes in the National Health Service: a cross-sectional survey of the UK National Diabetes Audit. DOI:10.1111/dme.12312.

37. Earnest k, Eric P, Chantal V et al. High Prevalence of Undiagnosed Chronic Kidney Disease among At-risk Population in Kinshasa: the Democratic Republic of Congo. BMc Nephrology. 2009; 10

38. Tandi E, Yandiswa Y, Megan A et al. Chronic Kidney Disease in Mixed Ancestry South African Populations: Prevalence, Determinants and Concordance Between Kidney Function Estimators. BMC Nephrology. 2013; 14(75): 1-10.

39. Afolabi M, Abioye E, Arogundade F et al. Prevalence of Chronic Kidney Disease in a Nigerian Family Practice Population. South African Family Practice. 2009; 51: 132 -137.

40. Francois F, Diane T, Marie-Patrice H et al. Prevalence and Determinants of Chronic Kidney Disease in Rural and Urban Cameroonians: a Cross Sectional Study. BMC Nephrology. 2015; 16(117):1-10.

41. Isto precisa de uma formatação correta

42. Francois F, Marie-Patrice H, Hermine T et al. Prevalence and Risk Factors of Chronic Kidney Disease in Urban Adult Cameroonians According to Three Common Estimators of the Glomerular

Filtration Rate: a Cross-Sectional Study. BMC Nephrology. 2015; 16; 1-8.

43. Mubarakali N, Samuel E, Andreas M et al. Foi efectuado um estudo na Tanzânia sobre a prevalência da doença renal crónica em doentes adultos diabéticos.BMC Nephrology 2013, 14:183

44. Temesgen F, Mehidi K e Tilahun Y. Chronic Kidney Disease and Underdiagnosis of Renal Insufficiency among Diabetic Patients Attending a Hospital in Southern Ethiopia. BMC Nephrology. 2014; 15.

45. Igor C, Vera S, serijiu G et al. Prevalence of Hypertension and Diabetes and Coexistence of Chronic Kidney Disease and Cardiovascular Risk in the Population of the Republic of Moldova. Jornal Internacional de Hipertensão (Int hyprtens). 2012; 951734. DOI: 10.1155/2012/951734.

46. Gizaw R, Gebremedhin LT. Implementing a Balanced Scorecard at St. Paul's Hospital, Addis Ababa Ethiopia. Iniciativa de Liderança Ministerial para a Saúde Global, março de 2011.

47. Construir sinergias e fazer avançar a nefrologia em todas as regiões do globo: 2015 página :6

48. OMS. Relatório sobre a saúde no mundo 2003, Moldar o futuro, Organização Mundial de Saúde; 2003.

49. School werth AC, Engelgau MM, Hostetter TH, et al. Chronic kidney disease: a public health problem that needs a public health action plan. Prev Chronic Dis 2006;3:A57.

50. Levey AS, Coresh J, Balk E, et al. National Kidney Foundation practice guidelines for chronic kidney disease: evaluation, classification, and stratification. Ann Intern Med 2003;139:137-47.

51. Thorp ML, Eastman L, Smith DH, lohnson ES. Managing the burden of chronic kidney disease. Dis Manag 2006;9:115-21.

52. lones CA, Francis ME, Eberhardt MS, et al. Microalbuminuria in the US population: Third National Health and Nutrition Examination Survey. Am 1 Kidney Dis 2002;39:445-59.

Anexos

Anexo I: Formulário de Questionário em Inglês **Folha de Informação**

Bom dia / Boa tarde. Este questionário foi preparado para um trabalho de investigação a realizar sobre a prevalência da Doença Renal Crónica e os seus factores associados entre os doentes com problemas renais nos Hospitais Públicos de Adis Abeba, Etiópia. A investigação é efectuada para cumprir o requisito de tese do grau MPH em Saúde Pública: **Faculdade de Medicina de África, Escola de Ciências da Saúde.**

Caros inquiridos, as perguntas que se seguem destinam-se a avaliar os factores determinantes da doença renal crónica entre os doentes. O conhecimento dos factores determinantes ajudar-nos-á, tanto a nível da cidade como do país, a trabalhar na prevenção de uma maior expansão da doença. Foi selecionado por ser um doente com KD e a sua participação depende apenas da sua vontade. Apesar de estar a sacrificar o seu tempo, não há qualquer benefício pessoal ou pagamento que receba pela sua participação neste estudo. No entanto, a sua resposta honesta a estas perguntas ajudar-nos-á a compreender melhor os factores determinantes dos doentes com doença renal crónica e contribuirá também para os esforços nacionais de prevenção da doença. Não é obrigado a dizer o seu nome e este nunca será utilizado em relação a qualquer informação que forneça.

Gostaria de expressar o meu sincero apreço pela vossa colaboração e agradecer-vos desde já.

Caso necessite de contactar o investigador, pode utilizar o seguinte endereço: Nome: Cheru Kore

Tel: +251 912 441 527

Correio eletrónico: cheru_kore@yahoo.com

Formulário de consentimento

Eu, o participante selecionado, ouvi as informações contidas na ficha de informação do estudo e compreendi o objetivo e os benefícios, bem como o que me é exigido. Compreendi que todas as informações que me dizem respeito, como o meu nome e todas as respostas por mim dadas, nunca serão transferidas para terceiros. Por isso, estou disposto a participar no estudo.

Assinatura do participante __________ Data __________

Nome do coletor de dados ____________ SignatureData _______

Anexo II: Formulário do questionário em inglês

Secção 1: Distribuição dos participantes segundo as suas caraterísticas sócio-demográficas

Caraterísticas

S.N.	Question	Response
1	Sex	1. Male 2. Female
2	Age	year ---------------
3	Marital Status	1. Married 2. Single 3. Separated 4. Divorced 5. Widower/widowed
4	Educational status	1. Illiterate 2. Primary school 3. High school 4. College/University
5	Occupation	1. Government employee 2. Self employee 3. Student 4. Merchant 5. House servant 6. Others (specify)_____________
6	Height	---------- cm
7	Weight	-----------kg
8	Your monthly income	(in Ethiopian birr) _______

Secção 2: Historial de diabetes, hipertensão e doenças cardiovasculares

S.N.	Question	Response
1	Have you ever diagnosed to diabetic?	1. Yes 2. No
2	If you say ''yes'' is that confirmed?	1. Yes 2. No
3	Have you diagnosed to hypertension?	1. Yes 2. No
4	If you say ''yes'' is that confirmed?	1. Yes 2. No
5	Have you diagnosed to cardiovascular disease?	1. Yes 2. No
6	If you say ''yes'' is that confirmed?	1. Yes 2. No
7	Do you have other chronic diseases?	Yes

		No
8	If say yes which one the following do you have?	1, Rheumatoid Arthritis 2, Cholesterol 3, cirrhosis

Secção 3: Tabagismo, consumo de álcool e hábitos alimentares

S.N.	Question	Response
1	Have you been a smoker?	1. Yes 2. No
2	If you say yes how much cigarette smoked per day?	
3	Have you been alcohol consumer?	1. Yes 2. No
4	If you say yes how much bottle consumed per day?	
5	Have you ever been taking animal products?	1. Yes 2. No
6	If you say yes which types of animal products do you have used?	1, Meat 2, egg 3, milk
7	Have you ever been taking vegetables?	Yes No

Secção 4: Utilização de medicamentos tradicionais e de medicamentos de venda livre (AINE)

S.N.	Question	Response
1	Do you have a previous history of using traditional medicine?	1. Yes 2. No 3. I don't know
2	Do you still use traditional medicine?	1. Yes 2. No
3	Do you have habitual use of anti-pains?	1. Yes 2. No

Secção 5: História de doença renal

S.N	Sample collection	Result
1	Do you have family members who have Chronic Kidney Disease?	1. Yes 2. No
2	Have you ever repeatedly attacked by kidney function problem?	1. Yes 2. No
3	Have you ever been attacked by kidney stone previously?	1. Yes 2. No
4	Have you ever frequently UTI?	1. Yes 2. No

Secção 6: Situação dos rins

S.N	Question	Response
1	Date of specimen collection	
2	Urea test result	
3	Creatinine test result	

4	Glomerular filtration rate(GFR)	
5	Complete blood count(CBC)	
6	Kidney function (BUN)	
7	Electrolyte	

Secção 7: Dados relativos às despesas

S.N	Question	Response
1	How much you spend to transportation in the last week?	
2	Have you start dialysis?	Yes No
3	If say yes, when you start dialysis?	1. One to three month 2. More than six month 3. Less than one year 4. One up to two years 5. More than three years
4	How long you make dialysis per week?	1. Once a week 2. Twice a week 3. Three times a week 4. More than three weeks
5	How much you paid to dialysis per day?	
6	Do you take any medication for your kidney disease?	Yes No
7	If you say yes how much you spend to medication in the last month?	

Obrigado!

Anexo III: Formulário em amárico

የጥናቱ መግለጫ

ጤና ይስጥልኝ። ይህ መጠይቅ የተዘጋጀው በአፍሪካ ሜዲካል ኮልጅ የሕብረተሰብ ጤና ትምህርት ክፍል በሕብረተሰብ ጤና ለድህረ ምረቃ ዲግሪ መመረቂያ ስር የሰደደ የኩላሊት ሕመም ስርጭትና አጋላጭ ሁኔታዎች ላይ ለሚደረግ ጥናት ነው።ክቡር መላሻችን ከዚህ በታች ስር የሰደደ የኩላሊት ሕመም ስርጭት እና አጋላጭ ሁኔታዎችን ለማወቅ የሚረዱ የተለያዩ ጥያቄዎች ይገኛሉ።

እነዚህን ሁኔታዎች ማወቅ በአዲስ አበባም ሆነ በአገር አቀፍ ደረጃ የበሽታዎቹን ስርጭት ለመግታት ለሚደረገው ጥረት ከፍተኛ የሆነ አስተዋጽዖ ይኖረዋል።

በዚህ ጥናት ላይ ተሳታፊ እንዲሆኑ የተደረገው የኩላሊት ህመምተኛ በመሆኖ ሲሆን ጥናቱ ላይ የሚሳተፉት ፈቃደኛ ከሆኑ ብቻ ነው።ምንም እንኳን ጊዜዎትን መሰዋእት ቢያደርጉም በዚህ ጥናት ላይ በመሳተፎት በግለሰብ ደረጃ የሚያገኙት ጥቅምም ሆነ ክፍያ አይኖርም።

ሆኖም ግን የእርስዎ ቀና እና ትክክለኛ መልስ ከላይ የተገለጹትን ነገሮች ይበልጥ እንድንረዳ የሚያግዘን ሲሆን በተጨማሪም በሀገር ደረጃ በሽታውን ለመከላከለል ለሚደረገውን ጥረት አስተዋጽኦ ያደርጋል ።

ይህን ቃለ መጠይቅ ሲሞሉ ስምዎን መናገር አይጠበቅቦትም።በመሆኑም ለሚያደርጉልን ቀና ትብብር በቅድሚያ ከልብ እናመሰግናለን።

አጥኚዋን ማነጋገር ከፈለጉ ይህንን አድራሻ መጠቀም ይችላሉ፡

ስም፡ ቸሩ ኮሬ
ስልክ፡ +251 912 441 527
ኢሜይል፡ cheru_kore@yahoo.com

የፈቃደኝነት መግለጫ

እኔ የጥናቱ ተሳታፊ የጥናቱን አላማ እና ጥቅም እንዲሁም ከእኔ የሚጠበቁትን ነገሮች ተረድቼአለሁ። ስሜ እና የምሰጣቸው መረጃዎች ለሶስተኛ ወገን ተላልፈው እንደማይሰጡም ተረድቼአለሁ። ስለዚህም በጥናቱ ላይ ለመሳተፍ ፈቃደኛ ነኝ።

የተሳታፊው ፊርማ ________________ ቀን ________________

የመረጃ ሰብሳቢው ስም ________________ፊርማ ___________ቀን ______________

Anexo IV: Questionário em amárico

የአማርኛ መጠይቅ ፎርም

ክፍል 1፡ የተሳታፊዎች አጠቃላይ መረጃ

ተ.ቁ.	ጥያቄ	መልስ
	መረጃዉ የተሰበሰበበት ቦታ	
1	ጾታ	1. ወንድ 2. ሴት
2	እድሜ	---------------- ዓመት
3	የጋብቻ ሁኔታ	1. ያገባ 2. ያላገባ 3. የተለያየ 4. የተፋታ 5. የሞተበት(ባት)
4	በትምህርት ላይ የቆዩበት ጊዜ	1. ያልተማረ/ች 2. የመጀመሪያ ደረጃ 3. ሁለተኛ ደረጃ 4. ኮሌጅ/ዩኒቨርሲቲ
5	ሥራ	1. የመንግስት ተቀጣሪ 2. የግል ሰራተኛ 3. ተማሪ 4. ነጋዴ 5. የቤት ሰራተኛ 6. ሌላ ካለ ይጠቀስ
6	ቁመት	---------------ሴ/ሜ
7	ክብደት	----------------ኪ/ግ
8	ወርሃዊ ገቢ	በአተ. ብር---------------

ክፍል 2 ፡የስኳር፣የከፍተኛ ደም ግፊት፣ የልብ ሕመምና ሌሎች ተላላፊ ያልሆኑ በሽታዎች ሁኔታ

ተ.ቁ.	ጥያቄ	መልስ
1	ከዚህ በፊት ለስኳር ህክምና አድርገዉ ዉቃሉ?	1. አዎ 2. አላዉቅም
2	መልሶ አዎ ከሆነ እንዳለቦት አረጋግጠዋል?	1. አዎ 2. አላረጋገጥኩም
3	የከፍተኛ ደም ግፊት ህክምና አድርገዋል?	1. አዎ 2. አላዉቅም
4	መልሶ አዎ ከሆነ የከፍተኛ ደም ግፊት ሕመም አለብዎት?	1. አለብኝ 2. የለብኝም
5	የልብ ሕመም ህክምና አድርገዋል?	3. አዎ 1. አላዉቅም
6	መልሶ አዎ ከሆነ የልብ ህመምተኛ መሆኖ ተረጋግጧል?	1. አዎ 2. አላዉቅም
7	የተረጋገጠ የልብ ህመም ካለቦ ከሚከተሉት ዉስጥ የትኛዉ አይነት ነዉ?	1. ደም ለመርጨት የሚያስቸግር ልብ ህመም 2. የደም ቅዳ ቱቦ መጥበብ

		3. የደም መልስ ቱቦ መጥበብ 4. የደም ቅዳ ቱቦ መስፋት 5. የደም መልስ ቱቦ መስፋት 6. ከፍተኛ የደረት ዉጋት 7. የልብ ምት መዛባት
8	ሌሎች ስር የሰደዱ በሽታዎች አለብዎት?	1. አለብኝ 2. የለብኝም
9	አለብኝ ከሆነ መልሶ ከሚከተሉት ዉስጥ የትኛዉ ነዉ.	1. አሪህ 2. ኮሊስተሮል 3. የጉበት ህመም

ክፍል 3፡ የማጨስና አልኮል የመጠቀም ልምድ

ተ.ቁ.	ጥያቄ	መልስ
1	ሲጋራ ያጨሳሉ?	1. አጨሳለሁ 2. አላጨስም
2	ከዚህ በፊት ያጨሱ ነበር?	1. አዎ 2. አይ
3	አልኮል መጠጥ ይጠቀማሉ?	1. አዎ 2. አይ
4	አልኮል መጠጥ ይጠቀሙ ነበር?	1. አዎ 2. አይ

ክፍል 4፡ የባህል ዘመናዊ መድሀኒት መጠቀም ልምድ

ተ.ቁ.	ጥያቄ	መልስ
1	ከዚህ ቀደም የባህል መድሃኒት የመጠቀም ልምድ አልዎት ?	1. አዎ 2. አይ 3. አላስታውስም
2	የባህል መድሃኒት አሁንም ይጠቀማሉ?	1. አዎ 2. አይ
3	የሕመም ማስታገሻዎችን አብዝተውየመጠቀም ልምድ አልዎት?	1. አዎ 2. አይ

ክፍል 5፡ የኩላሊት ሕመም ሁኔታ

ተ.ቁ.	ጥያቄ	መልስ
1	ስር የሰደደ የኩላሊት ሕመም ያለበት የቤተሰብ አባል አልዎት?	1. አለኝ 2. የለኝም 3. አላውቅም
2	ከዚህ ቀደም በተደጋጋሚ የኩላሊት ህመም ገጥሞት ያውቃሉ?	1. አዎ 2. አይ 3. አላስታውስም

ክፍል 6፡ የላቦራቶሪ ናሙና ዉጤት ከካርድ የተገኘ

ተ.ቁ.	የናሙናዉ አይነት	ዉጤት
1	ናሙናዉ የተወሰደበት ቀን	
2	ዩሪአ ምርመራ	
3	ክሪያቲኒን ምርመራ	
4	የማጥራት ምርመራ	
5	ጠቅላላ ደም ምርመራ	
6	የኩላሊት ተግባር ምርመራ	
7	ኤለክትሪክ የሚያስተላልፉ ዉህዶች ምርመራ	

ክፍል 7፡ ወጪ በተመለከተ

ተ.ቁ.	ጥያቄ	መልስ
1	ባለፈዉ ሳምንት ህክምና ለመሄድ ትራንስፖርት ምን ያህል ከፈሉ?	
2	የኩላሊት አጠባ አድርገዉ ያዉቃሉ?	አዎ አላዉቅም
3	መልሶ አዎ ከሆነ ኩላሊት እጥበት መቼ ጀመሩ ?	1. ከ1-3 ወር 2. ከ ስድስት ወር በላይ 3. ከ 1 ዓመት በታች 4. ከ1-2 ዓመታት 5. ከ 3 ዓመታት
4	የኩላሊት እጥበት በሳምንት ስንት ጊዜ ያደርጋሉ?	1. በሳምንት አንድ ጊዜ 2. በሳምንት ሁለቴ 3. በሳምንት ሶስቴ 4. በሳምንት ከሶስት በላይ
5	ለኩላሊት አጠባዉ ምን ያህል ከፈሉ?	
6	ለኩላሊት ህመሞ ሌላ የሚወስዱት መድሃኒት አለ?	አዎ የለም
7	አዎ ከሆነ መልሶ ባለፈዉ ወር ለመደሃኒቱ ምን ያህል ወጪ አደረጉ?	

አመሰግናለሁ!

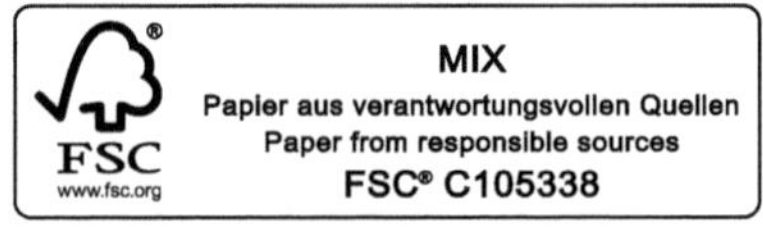

Printed by Books on Demand GmbH, Norderstedt / Germany